LE PANSEMENT

D'ALPHONSE GUÉRIN

A LA SOCIÉTÉ ROYALE DES SCIENCES MÉDICALES DE LISBONNE

DISCOURS

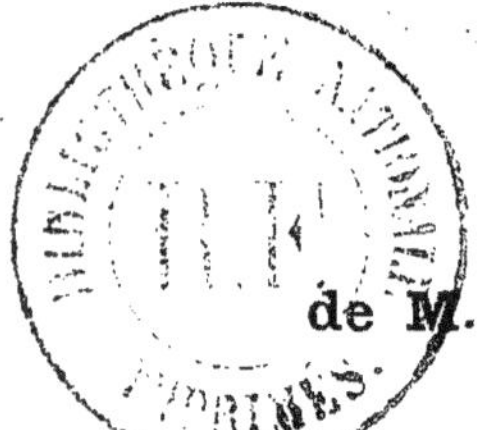

de M. le professeur **BARBOSA**

Traduit de la *Gazeta medica de Lisboa*

PAR LE DOCTEUR E.-L. BERTHERAND.

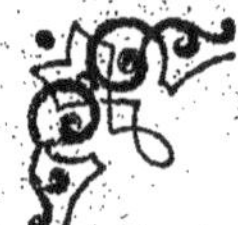
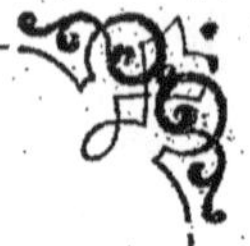

PARIS

AU BUREAU DE LA *GAZETTE MÉDICALE*,

Place Saint-Michel, 4.

—

1877

LE PANSEMENT

D'ALPHONSE GUÉRIN

A LA SOCIÉTÉ ROYALE DES SCIENCES MÉDICALES DE LISBONNE

DISCOURS

de M. le professeur **BARBOSA**

Traduit de la *Gazeta medica de Lisboa*

Par le docteur E.-L. BERTHERAND.

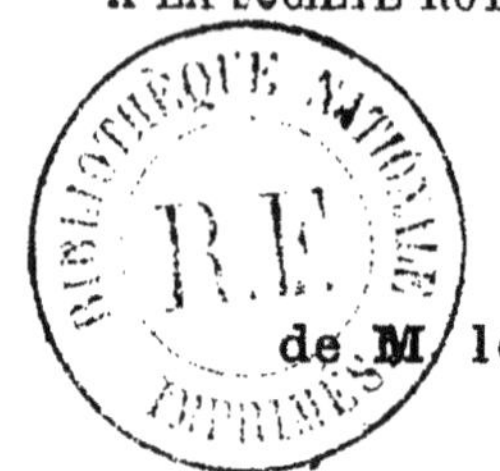

PARIS

AU BUREAU DE LA *GAZETTE MÉDICALE*,

Place Saint-Michel, 4.

1877

Paris. — Imprimerie CUSSET et Cᵉ, rue Montmartre, 123.

LE PANSEMENT D'ALPHONSE GUÉRIN

Je ne possède point de faits personnels de l'application du pansement d'Alphonse Guérin aux grandes amputations, pour pouvoir éclairer mes collègues sur ses avantages ou ses inconvénients. Je l'ai appliqué une fois dans la désarticulation de la seconde phalange du premier doigt de la main gauche, mais je fus obligé de le lever au sixième jour, parce que le coton était imbibé de pus fétide et que le malade ressentait quelques douleurs : je trouvai la plaie couverte de granulations pâles, d'une suppuration grisâtre et infecte. Ce cas unique ne m'a fait attacher aucune importance, soit en faveur, soit à l'encontre du pansement à la ouate.

Je ne viens donc point fournir de grands éclaircissements sur le sujet de la discussion ouverte devant la Société ; je désire d'abord présenter les motifs qui m'ont empêché d'employer le pansement de Guérin, ou plutôt les raisons dominantes qui ne me l'ont pas fait préférer à celui que j'emploie habituellement.

Bien que je sois chargé d'un service chirurgical fort étendu à l'hôpital Saint-Joseph, à la salle Saint-Antoine, j'ai eu bien peu d'occasions d'appliquer, dans les amputations, le pansement au coton depuis 1871 et 1872 qu'il a été connu de nous tous, par ce fait que j'abandonne à mon collègue qui dirige la clinique chirurgicale de l'Ecole presque tous les malades chez lesquels ces opérations sont indiquées, et cela pour l'instruction pratique des élèves.

Cependant, d'après la connaissance des principes sur lesquels est fondée cette méthode de pansement et d'après ses résultats, d'après les statistiques de Guérin lui-même et d'autres, ou plutôt de l'interne de son service à l'hôpital Saint-Louis, M. Raoul Hervey, chargé par l'auteur de faire connaître ce pansement et les résultats obtenus, si je les compare avec la statistique de notre hôpital de Saint-Joseph et avec la mienne propre, je suis convaincu que le pansement Guérin ne mérite pas les préférences qu'on veut bien lui accorder, et qu'au contraire il est loin de satisfaire notre désideratum.

Il est incontestable que la septicémie et l'infection purulente, auxquelles succombent la majeure partie des opérés dans les hôpitaux, ont pour cause l'absorption des produits de l'air altéré par les matières albuminoïdes excrétées par la plaie.

Quand une plaie, quelque étendue qu'elle soit, est à l'abri du contact de l'air, quand elle n'y est pas exposée, comme disait Hunter, sa réparation se fait facilement, sans les inconvénients d'une fièvre traumatique exagérée, et sans les dangers et l'extrême gravité d'une septicémie et d'une infection purulente. C'est ce que nous observons tous les jours dans les fractures et les autres plaies sous-cutanées. Dans les fractures sans lésion de la peau, malgré la division de l'os, malgré la rupture et la dilacération du périoste, du tissu fibreux, du tissu cellulaire ou connectif, des muscles et des vaisseaux, malgré les extravasations étendues de sang, tout marche parfaitement vers une réparation définitive; l'os et les parties molles se réunissent et se cicatrisent, le sang s'absorbe après des transformations régressives, et tout cela dans un laps de temps relativement court, la plupart du temps sans fièvre traumatique, et toujours sans les accidents qui caractérisent la septicémie et l'infection purulente.

Depuis longtemps tous les opérateurs, tous les chirurgiens se sont, dans ce but, efforcés de diminuer, autant que possible, la superficie traumatique des plaies, afin de les soustraire au contact de l'air. Tous ont cherché à rapprocher les plaies des conditions de la fracture, des solutions de continuité non exposées ou sous-cutanées et de la réunion par première intention pour obtenir ces conditions.

Avant Pasteur on expliquait la formation, dans la plaie, des produits qui, absorbés, déterminent la septicémie et l'infection purulente, par l'action des éléments chimiques de l'air sur les principes albuminoïdes des plaies en présence d'une certaine température et d'une certaine humidité. Mais Pasteur et Tyndall émirent l'opinion que ce n'était point par ses éléments chimiques constitutifs que l'air était l'agent de la fermentation développée à la surface des plaies, mais bien par les germes organiques, par les proto-organismes qu'il tient en suspension, et qui, en contact avec la surface traumatique et avec ses liquides, servent de ferments, déterminent la fermentation putride dont l'effet consécutif est la septicémie et l'infection purulente. Ces mêmes observateurs, se fondant sur des expériences, professent que l'on peut débarrasser l'air de ses germes délétères, le dépouiller de ces agents de fermentation, en lui faisant traverser un tube de porcelaine chauffé au rouge foncé, ou bien en le filtrant à travers des couches épaisses de coton suffisamment comprimées : dans le premier cas ces agents sont détruits par la haute température, dans le second ils se trouvent emprisonnés et retenus dans les mailles du coton, laissant ainsi l'air pur et complétement inoffensif.

C'est en s'inspirant de ce principe et en s'appuyant sur ces expériences que M. Alphonse Guérin a créé et mis en pratique sa méthode de pansement des plaies ; il les enveloppe de couches épaisses de ouate suffisamment comprimées par des bandages appropriés. La théorie qui a présidé à la découverte et à l'application du pansement Guérin se fonde donc sur deux principes de Pasteur et Tyndall :

« 1° Les germes vivants, les proto-organismes de l'air, sont les agents nuisibles qui, agissant sur les plaies comme ferments, déterminent la septicémie et l'infection purulente ;

» 2° Le coton sec et comprimé sert à filtrer l'air et le débarrasse des agents nuisibles. »

Comme application à la pathogénie de la septicémie et de l'infection purulente, le premier principe constitue une hypothèse trop contestable et encore aujourd'hui en discussion, pour pouvoir servir de base certaine à la théorie de Guérin. En effet, il est certain que parfois ces proto-organismes, les bactéries, font défaut dans des suppurations fétides ou accompagnées de graves phénomènes inflammatoires, locaux et généraux, et même dans le pus et dans le sang de cadavres dont les malades avaient succombé à la septicémie. Pour n'en citer qu'un fait, parmi beaucoup d'autres, je rappellerai celui de mon opéré de la ligature de l'artère iliaque primitive, mort de septicémie au septième jour de l'opération, et chez lequel notre ami et collègue et savant micrographe, le professeur Amado et moi, n'avons pu rencontrer de bactéries dans le pus infect de la plaie ni dans le sang (1).

D'autre part, on a cité de nombreux faits d'après lesquels des micrococcus, des bactéries ont été trouvés dans des foyers de suppuration qui paraissent s'être formés en dehors du contact de l'air et sans accident de septicémie. C'est ainsi qu'Alb. Bergeron, dans une note présentée par le professeur Gosselin à l'Académie des sciences de Paris, — note qui a donné lieu à la dernière discussion sur les fermentations audit Institut et qui a été interrompue sans qu'aucune résolution ait été prise à la suite de cette communication, — a dit, a affirmé, d'après des observations recueillies dans le service de ce même professeur et confirmées par lui, que chez des individus de 22 à 60 ans, il avait trouvé dans le pus de sept abcès des éléments organisés, animés et inanimés, des microzoaires, des microphytes, lesquels s'étaient spontanément développés dans ces foyers sans plaie appréciable, bien que chez un seul il y eût une excoriation au doigt indicateur et un abcès à la partie supérieure du bras, près de l'aisselle. D'autres observateurs, entre autres Klebs, Billroth, Bouloumié, Nepveu, ont aussi trouvé des proto-organismes dans des abcès sans communication aucune avec l'air extérieur. Klebs a observé, en 1873, le *microsporon* dans un abcès consécutif à une ostéo-myélite spontanée. Billroth, dans son *Traité de la cocco-bactérie septique*, indique l'existence de bactéries rencontrées dans une ostéo-myélite spontanée du tibia. Bouloumié a constaté également des bactéries dans des abcès voisins de plaies, mais sans contiguité avec elles. Nepveu, dans divers articles de la GAZÉTTE MÉDICALE DE PARIS de 1874 et 1875 et dans une communication du 27 février dernier à la Société de Biologie, a rapporté cinq observations dans lesquelles il a trouvé des bactéries dans un kyste du rein, dans le liquide purulent de la pleurésie, dans un bubon suppuré, un kyste suppuré du cordon spermatique et dans un anévrysme poplité.

---

(1) Voyez *Mémoire sur la ligature de l'artère iliaque primitive*, présenté à l'Académie royale des sciences de Lisbonne, 1873.

Pour un certain nombre de ces faits, il est possible de comprendre facilement la voie d'introduction des bactéries et vibrions, toutes les fois que le siége des proto-organismes est voisin de cavités qui communiquent avec l'extérieur. Dans les cas où l'entrée des bactéries ne peut être aussi facilement expliquée on devra, non point recourir, comme Onimus et Trécul, à la génération spontanée, mais bien se rappeler qu'il suffit que quelque cellule épithéliale détachée reste à nu dans un point imperceptible à la surface de quelque membrane tégumentaire ou muqueuse, pour rendre possible l'entrée des bactéries dans les vaisseaux lymphatiques et sanguins et de là leur transport à une région plus ou moins éloignée de l'organisme. Et il faut se souvenir de ce qui arrive avec les germes de beaucoup d'entozoaires qui traversent la muqueuse intestinale, toute l'épaisseur des parois des intestins et de tissus profonds à de longues distances, pour aller se loger et se développer dans les tissus ou les organes qui conviennent le mieux à leur évolution. D'ailleurs, quiconque sait que, par *diapedèse*, les globules rouges et les leucocytes du sang plus volumineux que ceux-là, et tous plus gros que les bactéries, peuvent traverser les parois des vaisseaux qui les contiennent et s'accumuler à leur extérieur, ne saurait avoir le moindre doute sur la possibilité de l'entrée des bactéries à travers les membranes muqueuses ou les téguments privés d'épithelium dans le sang, et par ce dernier leur accès sur tous les points de l'organisme.

Mais l'étude des bactéries, malgré les faits qui ont été rassemblés, n'est point terminée : nous sommes, au contraire, fort loin de savoir le rôle qu'elles remplissent dans la pathologie. Les derniers faits, que les discussions de la Société pathologique de Londres ont portés à notre connaissance sur ce sujet, vont démontrer le fondement de cette incertitude.

M. Charlton a affirmé, — ce qui, du reste, avait déjà été dit ailleurs, — que les bactéries se rencontrent non-seulement dans le sang de l'homme sain, mais encore et en abondance dans le sang de ce même homme quelques heures après sa mort ; et il pense que ces micro-organismes naissent dans le corps humain et constituent une forme spéciale de régression organique, — la dégénérescence bactéridienne, — comparable jusqu'à un certain point à la dégénérescence graisseuse.

Dans la même réunion du 6 avril, le docteur Sanderson fit observer que dans certaines maladies inflammatoires les bactéries ne sont rencontrées qu'en dehors de la zone occupée par l'inflammation; que dans la scarlatine et la variole les bactéries se rencontrent non pas à la surface des téguments envahis par les taches scarlatineuses, ni dans les pustules varioliques, mais bien dans les lymphatiques de la peau ; enfin que dans la fièvre intermittente les *spiriles* s'observent seulement pendant l'accès et non dans l'apyrexie.

De l'exposé de tous ces faits, que l'on pourrait aisément multiplier, il résulte que l'étude des proto-organismes, comme causes de maladies dans les organismes supérieurs, est à peine ébauchée, qu'elle ne peut par conséquent prêter aujourd'hui d'appui certain à aucune théorie ; que dès lors le principe doctrinal de Pasteur, sur lequel se base le pansement Guérin, ne saurait être accepté, puisqu'il n'explique point un nombre imposant de faits. Et c'est pour cela que nous voyons s'opérer actuellement une véritable réaction contre l'importance accordée aux bactéries, réaction à la tête de laquelle se rangent Billroth, Panum, Davaine et autres qui ont démontré que par l'action des bactéries ne s'expliquent point tous les phénomènes de la septicémie , et aussi parce que le poison septique résiste à la chaleur et à certains agents qui, au contraire, détruisent la bactérie.

Mon esprit reste plus satisfait de l'explication de la septicémie et de l'infection purulente par la théorie chimique, d'après laquelle l'air, par ses éléments constitutifs en présence des principes albuminoïdes des exsudats de la plaie dans des conditions de température et d'humidité favorables à la fermentation putride, donne lieu à la formation de produits qui, absorbés, transportés par la masse du sang dans l'organisme entier, déterminent une véritable intoxication, la *septicémie*, dont l'infection purulente est une variété accompagnée d'abcès multiples dans le parenchyme pulmonaire et autres organes. Quelques-uns des produits qui résultent de l'action de l'air sur les liquides de la plaie sont parfaitement reconnaissables : l'hydrogène sulfuré et le sulfhydrate d'ammoniaque, révélés par la mauvaise odeur qui caractérise ces gaz septiques et par la couleur foncée de sulfure de plomb acquise aux emplâtres composés avec ce métal, ainsi qu'on l'observe sur les bandes de diachylum et dans les pièces de pansement voisines. Ces gaz, produits de la décomposition chimique des principes albuminoïdes de la plaie et de la fermentation putride qui l'accompagne, sont absorbés et font sentir leur action nocive par les phénomènes de la fièvre traumatique et de la fièvre septicémique, qui sont deux degrés divers de cette intoxication. L'économie s'en débarrasse plus ou moins complétement par les émonctoires dont elle dispose : la peau, les reins, les intestins, par la transpiration, par les urines, par les déjections alvines. Ainsi disparaît la fièvre traumatique quand cesse la fermentation putride à la surface de la plaie et quand tous ses produits ont été éliminés de l'économie de l'opéré. Par ce même procédé peuvent se guérir les accidents, d'ailleurs très-graves, de la septicémie.

La plaie elle-même est altérée par les produits de la décomposition putride : la solution de continuité et les tissus voisins s'enflamment ; les granulations de la plaie n'ont pas un bon aspect ; au lieu d'être petites, consistantes, rouges ou rosées, couvertes d'un pus crémeux, de bonne nature, elles sont grandes, molles, pâles ou violacées, et baignées d'un pus séreux, non homogène, fétide, de mauvaise qualité. Le travail de réparation ne s'effectue pas ; les veines peuvent être atteintes dans les parties molles comme dans le canal médullaire des os ; les caillots sanguins formés dans les vaisseaux sont mous, désagrégés, fragmentés, et donnent ainsi une facile entrée au pus dans le torrent circulatoire quand celui-ci ne s'est pas formé déjà dans les canaux veineux : il y a alors une véritable absorption purulente, le pus, très-divisé, se trouvant porté jusqu'aux veines caves, de celles-ci à l'oreillette et au ventricule droits, et de là dans les artères pulmonaires, pour parvenir, en grande partie, aux extrémités capillaires de ces vaisseaux et donner ainsi naissance aux abcès multiples du poumon, qui caractérisent l'infection purulente. Avec cette même théorie que j'ai adoptée, peut parfaitement s'accepter la doctrine de l'embolisme de Virchow pour l'interprétation des phénomènes de l'infection purulente, en admettant que les veines de la plaie transportent jusqu'aux parenchymes où se forment les abcès dits métastatiques, non-seulement des globules de pus, mais de petits fragments de caillots veineux dissociés, qui, s'arrêtant dans des points quelconques du poumon ou d'autres organes, mais postérieurement,

Barbosa.

comme corps étrangers, déterminent des inflammations circonscrites qui se terminent par suppuration.

Mais, en admettant même que la doctrine de Pasteur soit celle qui explique le mieux la septicémie, le coton est-il le véritable filtre capable de s'opposer à ce que les germes morbifères de l'air arrivent jusqu'à la surface de la plaie ; et dès lors les opérés sont-ils, par le pansement Guérin, mieux défendus contre les fermentations qui déterminent la septicémie et l'infection purulente, que par tout autre pansement, mieux que par celui généralement usité chez les chirurgiens portugais ? Non certes. La nouvelle méthode de pansement chirurgical devrait, si elle était efficace, prévenir la décomposition putride des exsudats de la plaie, et elle ne le fait pas.

De nombreuses observations démontrent, en effet, que le pus, sous l'appareil, subit une véritable putréfaction, indiquée premièrement par la fétidité qui s'exhale du pansement, ensuite par l'inoculation de ce même liquide à des animaux chez lesquels il a déterminé des phlegmons gangréneux fort graves; cette putréfaction est enfin confirmée par l'existence, dans son sein, de proto-organismes, de bactéries et de vibrions, comme l'ont observé M. Camara Cabral parmi nous et d'autres micrographes étrangers ; ces microphytes et microzoaires ne devraient point se rencontrer ici, puisque le pansement par la ouate est destiné à empêcher leur arrivée jusqu'à la plaie.

Mais en outre de toutes ces observations, de tous ces faits, il manque les statistiques de l'application du pansement Guérin faites par l'auteur lui-même, par ses internes, par ses propres élèves chargés de divulguer ses avantages : ceux-ci, au lieu de révéler des qualités mieux appropriées à leur but, ne montrent point des résultats plus satisfaisants que ceux du pansement auquel nous étions habitués et qui a pour objet de restreindre autant que possible la surface traumatique pour diminuer la quantité des exsudats respectifs et l'action évidemment malfaisante de l'air, — de rapprocher les bords de la solution de continuité dans le même but et d'obtenir le plus complétement possible la réunion immédiate, — enfin de s'attacher très-scrupuleusement à ce qu'il ne se fasse point dans la plaie une agglomération des produits nuisibles, moyennant un écoulement convenable.

En effet, comparée à la nôtre, la statistique du pansement d'Alphonse Guérin lui est défavorable : il s'agit de celle qu'a présentée son élève particulier, chargé de faire connaître cette méthode, de la défendre et de la vanter. Si l'on réunit toutes les amputations qui, de décembre 1870 jusqu'à 1871, furent pansées avec le coton, par M. Alphonse Guérin lui-même, ses internes et autres chirurgiens, tant à l'hôpital Saint-Louis, qu'à l'hôpital militaire de Saint-Martin et autres, opérations toutes indiquées dans les articles que le même M. Raoul Hervey a publiés dans les ARCHIVES GÉNÉRALES DE MÉDECINE de 1871 à 1872, et à quelques-unes desquelles se rapporte M. Labbée, dans ses travaux (*Des pansements antiseptiques*) récemment insérés dans le JOURNAL DE THÉRAPEUTIQUE de M. Gubler, nous obtenons 61 amputations, dont 34 guérisons et 27 morts. La mortalité est donc de 43,26 0/0.

Ce résultat est-il égal à celui qui s'obtient parmi nous dans les amputations de la cuisse, qui sont les plus graves de toutes les amputations, comme je l'ai établi dans ma Statistique des grandes opérations faites à l'hôpital de Saint-Joseph, de 1855 à 1866, travail que j'ai présenté au Congrès médical international de Paris, en 1867 ?

Le résultat général des grandes amputations pratiquées par nous, d'après la même note statistique, a été : 154 grandes amputations, dont 98 guérisons et 56 morts.

La mortalité a donc été de 36,26 0/0, et dès lors, de 8 0/0 moindre que celle obtenue avec le pansement vanté par Guérin.

De plus, ce traitement des plaies d'amputation est destiné à prévenir l'infection purulente ; or, sur les 27 cas mortels des 61 amputations traitées par la méthode de Guérin, la mort a eu lieu 14 fois par infection purulente et 2 fois par tétanos.

La mort par infection purulente chez les blessés qui ont été pansés suivant la méthode Guérin a donc été de 51,85 0/0 (presque 52 0/0).

Chez nous, l'infection purulente a figuré, comme cause de mort, 19 fois sur 59, ce qui donne la proportion de 35,85 0/0, c'est-à-dire 16 0/0 de moins que dans les cas où a été appliqué le pansement à la ouate.

Il faut encore dire que la majeure partie de ces amputations traitées par le pansement d'Alphonse Guérin, ayant été pratiquées à l'époque de la Commune de Paris et n'ayant pas été l'objet d'autopsies, le diagnostic *infection purulente* était établi tout simplement d'après les symptômes observés durant la vie ; mais quand il ne s'était manifesté ni froid, ni accès, ainsi qu'on ne cesse de les observer dans la septicémie, on n'indiquait point cette cause comme la terminaison fatale qui, de même, n'était point rapportée à une infection purulente. A ce chiffre de 14, des décès par cette cause indiqués par Hervey, devraient donc s'ajouter quelques-uns des 13 restants, provenant tous de l'inefficacité du mode de pansement.

Ainsi, le pansement Guérin n'empêche point l'altération du pus des plaies auxquelles on l'applique, ni la septicémie, ni l'infection purulente, et il est, à ce point de vue, bien moins avantageux que le pansement portugais auquel je fais allusion.

Mais la nouvelle méthode de pansement des plaies a d'autres inconvénients. Ou les liquides de la plaie sont pompés par le coton et arrivent jusqu'à l'air extérieur, ou ils se révèlent à la vue et à l'odorat par l'humidité et la fétidité de l'appareil; et alors la ouate cesse d'être un filtre et se trouve même dans le cas de pouvoir être assez desséchée pour que l'air passe très-facilement par cette voie jusqu'à la surface de la plaie, exagérant alors la décomposition des exsudats respectifs, qui, par cette manière de pansement, n'ont plus un facile écoulement à l'extérieur, ce qui doit certainement augmenter les probabilités de septicémie ; — ou bien le coton en contact avec la plaie s'imprègne, dès les premières heures, d'une sérosité sanguinolente qui sèche et forme une croûte très-solide qui s'oppose à l'imbibition de cette ouate par les liquides et les conserve en contact avec la plaie, ce qui doit être également plus ou moins regrettable et nuisible.

D'autre part, la masse très-volumineuse de la ouate, dans le pansement Guérin, empêche de constater les hémorrhagies qui ont lieu quelquefois, malgré les plus minutieuses précautions dans la ligature des vaisseaux. Avant que le sang arrive à se manifester à travers tout le coton, il peut s'être fait une hémorrhagie dont les conséquences sont fatales. De plus, le sang, retenu par l'appareil, sort avec grand'peine, et s'insinue d'abord entre les muscles, les décolle et s'épanche jusqu'à une hauteur plus ou moins considérable. M. Valette, professeur de clinique chirurgicale à l'Ecole de médecine de Lyon, cite un fait de ce genre, relatif à un amputé de cuisse, mort cinquante heures après l'opération, et chez lequel l'autopsie montra une énorme infiltration de sang dépassant l'arcade crurale et disséquant une partie des muscles abdominaux.

Un autre inconvénient, que M. Ferraz de Macedo, le plus vaillant défenseur du pansement Guérin, parmi nous, n'a pas nié et qu'il regarde comme fort important, c'est une extrême lenteur dans la cicatrisation des plaies, ainsi qu'on le voit dans les deux premières observations publiées par ce confrère.

Toutefois, le pansement d'Alphonse Guérin peut offrir quelques avantages, mais ils ne découlent point des principes qui présidèrent à sa découverte. L'un d'eux, le plus sérieux à mon avis, est la compression ; mais on l'obtient avec tous ses avantages, plus égale, plus régulière, plus constante, par le modeste pansement que j'ai adopté depuis longues années et qui est aussi employé par la généralité des chirurgiens portugais. L'autre avantage consisterait dans l'égalité et la permanence d'une certaine température qui réaliserait l'incubation réparatrice de la plaie et préviendrait la manifestation du tétanos. Toutefois, ce qui en théorie se devait prévoir n'est point sanctionné par la pratique, puisque la réparation traumatique n'est point hâtée et que le tétanos ne cesse point d'attaquer les opérés chez lesquels on a appliqué le pansement à la ouate, conformémént aux instructions du chirurgien de l'hôpital Saint-Louis.

Cependant ce n'est pas le pansement seul qui doit concourir au succès des grandes opérations. Il faut encore tenir compte de l'air ambiant, du milieu dans lequel on opère et dans lequel reste l'opéré, ainsi que l'a déjà dit mon ami et collègue M. Ferraz de Macedo, — comme aussi le procédé opératoire concourt très-puissamment à l'heureuse issue que l'on désire.

A ce propos, je prendrai la liberté d'indiquer à larges traits le procédé opératoire que j'ai adopté dans les grandes amputations, depuis vingt-cinq ans de pratique chirurgicale, ainsi que le pansement auquel j'ai donné la préférence, et desquels résultent des avantages bien supérieurs à ceux dont on a gratifié le pansement Guérin.

Le procédé opératoire et le pansement auxquels j'ai accordé la préférence ne sont point originaux. Je n'ai fait que réunir ce qui a été séparément indiqué comme plus avantageux par divers praticiens.

Le procédé opératoire, que je considère comme le meilleur dans les grandes amputations, dont celle de la cuisse me servira d'exemple, est celui que j'ai rapporté dans ma Thèse de concours en 1859. Il se divise en quatre temps :

1° Incision circulaire des téguments jusqu'à l'aponévrose d'enveloppe, précédée de la traction de la peau à la racine du membre par les mains d'un aide ;

2° Incision circulaire des muscles superficiels au niveau de la peau rétractée et ramenée en arrière par le même aide ;

3° Section circulaire de la couche profonde des muscles jusqu'à l'os ;

4° Section de l'os à la partie la plus élevée, au niveau de la couche musculaire divisée en dernier lieu.

C'est le procédé de Desault que j'ai vu substituer à celui de Bruninghausen, qui était auparavant employé généralement chez nous.

Par ce procédé on n'enlève pas à la peau ses ressources de vitalité, comme il arrivait avec la dissection et le renversement de la manchette ; on obtient une surface traumatique moins étendue et un moignon régulier, au centre duquel l'os se trouve parfaitement entouré par les chairs.

Le pansement de la plaie se fait comme suit : tout écoulement de sang est arrêté avec le soin le plus minutieux, toutes les artères principales sont liées, je réunis les deux chefs des fils respectifs à chacune, sans en couper aucun ; la surface traumatique est scrupuleusement débarrassée du moindre caillot de sang, qui agirait comme corps étranger, provoquerait l'inflammation et la suppuration, et fournirait un aliment actif à la fermentation putride et à ses conséquences ; puis je procède à la réunion des bords de la plaie. Ce rapprochement est précédé de l'application d'un bandage qui, commençant en spica de l'aine, comprime très-régulièrement tout le moignon au moyen de nombreux circulaires depuis la racine du membre jusqu'à deux centimètres des bords de la plaie. J'accorde une très-grande importance à cette compression, égale et régulière, qui diminue l'étendue de la surface traumatique, s'oppose à la rétraction des téguments et à la conicité du moignon, ainsi qu'aux hémorrhagies, diminue et prévient une hyperémie excessive et les exsudats de la plaie, qui constituent la matière première de la septicémie, empêche l'absorption des principes nuisibles engendrés dans le foyer traumatique, et, enfin, permet de conjoindre les bandelettes adhésives qui, dès lors, ne provoquent point les inflammations de la peau et les érysipèles, plusieurs fois observés avant ce mode d'application.

Après avoir placé un bandage circulaire, je rapproche les bords de la plaie dans une direction oblique en bas et en dedans, le corps reposant dans la situation horizontale. Je m'attache à obtenir, autant que possible, leur réunion par première intention, sans contrarier l'écoulement du foyer traumatique, au moyen de bandelettes de sparadrap adhésif, séparées entre elles de 2 millimètres, intervalles libres dans lesquels sont rangés successivement les fils des ligatures. Je ne réunis pas tous ceux-ci en un seul faisceau, je les sépare, au contraire, afin qu'ils parcourent isolément dans la plaie le chemin le plus court et en même temps le plus déclive. Je laisse ouvert l'angle inférieur de la plaie, et j'y place une mèche de fils secs qui, par leur capillarité, absorbent facilement et aident à s'écouler hors de la plaie tous les exsudats à mesure qu'ils se forment. Je recouvre ces fils avec une croix de Malte ou avec deux compresses longuettes en toile s'entre-croisant. Je termine le pansement en appliquant une autre bande circulaire légèrement compressive. Le moignon est ensuite placé sur un coussin approprié, sur lequel on le fixe convenablement, et de manière à ce que l'angle inférieur de la plaie se trouve dans la partie la plus déclive, et non pas élevée, comme je l'ai observée si souvent.

Le pansement que je viens de décrire a pour but :

1° De diminuer, autant que possible, la surface traumatique, en la rapprochant des conditions des plaies non exposées à l'air ;

2° De s'opposer à l'hyperémie du moignon et à une trop grande formation des exsudats ;

3° D'obliger le foyer traumatique au plus complet écoulement de ses liquides.

En procédant ainsi on obtient les avantages suivants :

1° Réunion par première intention en grande partie de la plaie, et cicatrisation plus rapide ;

2° Suppuration peu abondante et de bonne nature ;

3° Rareté extrême de la septicémie, de l'infection purulente, de l'érysipèle et autres complications.

L'emploi du procédé opératoire et du mode de pansement ci-dessus décrits, pour quatorze amputations de la cuisse pratiquées en 1865 et 1866, à l'hôpital Saint-Joseph, a donné treize guérisons et un seul décès.

De ces quatorze amputations de cuisse, quelques-unes avaient été pratiquées par moi et toutes les autres, d'après les mêmes principes, par plusieurs confrères, tels que MM. Teixeira Marquès, Silva Amado, Falcao de Carvalho et quelques-uns de mes élèves, dans la salle de Clinique chirurgicale de l'Ecole, sous la direction de son professeur, M. Arnaut.

Dans les dix dernières années de 1865 à 1875, mon service à Saint-Antoine et celui des salles particulières ont donné les chiffres suivants pour des amputations pratiquées et pansées d'après ma méthode :

5 amputations de cuisse..........	4 guérisons...	1 mort.
4 amputations de jambe........	3 —	1 —
1 désarticulation scapulo-humérale........................	1 —	» —
1 amputation de bras..........	1 —	» —
1 amputation d'avant-bras......	1 —	» —
12	10 guérisons...	2 morts.

Les amputations de cuisse ont donc fourni une mortalité de 20 0/0; celle de jambe, de 25 0/0; la mortalité générale a été à peine de 16,16 0/0; ce qui donne un résultat très-supérieur à celui obtenu avec le pansement Guérin, cependant si préconisé.

Les deux décès eurent pour cause : dans l'amputation de cuisse, pour un vaste carcinôme de la jambe, le cancer pulmonaire au quatorzième jour de l'opération, — dans l'amputation de jambe pour une tumeur blanche du genou, la carie de l'articulation iléo-fémorale du même côté et la diarrhée au trente-troisième jour après l'opération.

J'attache une très-grande part, dans les résultats ci-dessus relatés, à une large ventilation que je maintiens constamment établie dans mes salles, à une alimentation qui consiste, pour mes opérés. principalement en viande rôtie et en vin, et aussi aux pansements relativement rapprochés de celui dont je fais usage depuis longues années. Dans de telles conditions, ou obtient les guérisons toujours en moins de temps qu'avec le pansement Guérin. L'amputation du bras était guérie au trente-septième jour ; trois amputations de cuisse, en cinquante-huit jours ; une, qui fut pratiquée en dernier lieu dans les quartiers particuliers de l'hôpital, était guérie au quarante-huitième jour de l'opération. Bien qu'il s'agît d'un jeune homme scrofuleux, détérioré par la suppuration d'une tumeur blanche du genou gauche avec large décollement de la peau, l'opéré n'eut presque point de fièvre après l'amputation, puisqu'il n'offrit pas plus de 86 pulsations et 38° de température ; son appétit fut toujours excellent, et au huitième jour il se promenait dans l'enceinte de l'hôpital, sur une chaise roulante. Chez cet opéré, M. Camara Cabral appliqua l'appareil d'Esmarch avec un remarquable résultat.

Dans les premières années de ma pratique, j'adoptais les pansements rares ; je ne découvrais le moignon d'un amputé ou la plaie d'une tumeur extirpée, qu'au quatrième, cinquième ou sixième jour ; mais presque toujours je me repentais de procéder ainsi, non-seulement dans ma clinique hospitalière, mais encore dans la clinique civile. Aujourd'hui, je lève toujours l'appareil au deuxième jour, sans retirer généralement les bandelettes adhésives ; je le renouvelle toutes les vingt-quatre ou quarante-huit heures, selon la quantité de suppuration, ayant aussi pour but de ne laisser dans la plaie et à sa surface que la plus petite quantité possible de pus. Je préviens, de cette façon, par un écoulement et une propreté plus à temps et plus parfaite, beaucoup d'accidents dès le début.

Je conclus donc en disant que je n'ai point de motif pour préférer le pansement de Guérin, bien qu'il soit convenable de l'essayer comme étude comparative. J'en accepte néanmoins l'application de préférence au pansement usité chez nous et que j'ai décrit, mais seulement dans les cas où il est nécessaire de transporter les blessés à de plus ou moins grandes distances, ce qui devra particulièrement arriver dans les hôpitaux de campagne.

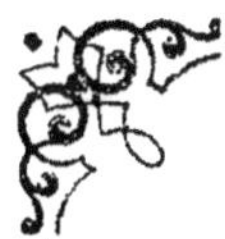

Paris. — Imprimerie Cusset et Ce, rue Montmartre, 123.

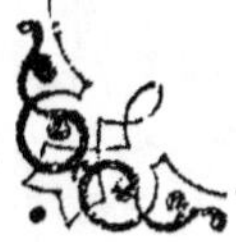

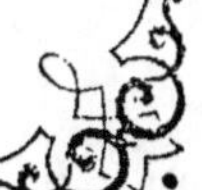